# LA
# FONDATION OPHTALMOLOGIQUE
## Adolphe de ROTHSCHILD

PAR

Le Docteur A. TROUSSEAU

PARIS

FONDATION OPHTALMOLOGIQUE AD. DE ROTHSCHILD

RUE MANIN ET RUE PRIESTLEY

PARC DES BUTTES-CHAUMONT

1905

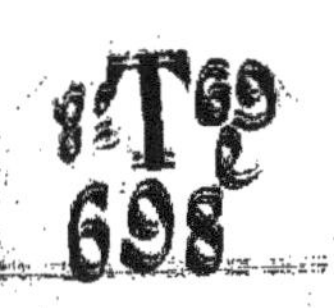

# LA
# FONDATION OPHTALMOLOGIQUE
## Adolphe de ROTHSCHILD

PAR

Le Docteur A. TROUSSEAU

PARIS
FONDATION OPHTALMOLOGIQUE AD. DE ROTHSCHILD
RUE MANIN ET RUE PRIESTLEY
PARC DES BUTTES-CHAUMONT

1905

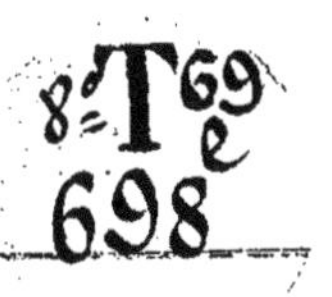

LA

# FONDATION OPHTALMOLOGIQUE

## Adolphe de ROTHSCHILD

# LA
# FONDATION OPHTALMOLOGIQUE
## Adolphe de ROTHSCHILD



PAR

Le Docteur A. TROUSSEAU

PARIS
FONDATION OPHTALMOLOGIQUE AD. DE ROTHSCHILD
RUE MANIN ET RUE PRIESTLEY
PARC DES BUTTES-CHAUMONT

1905

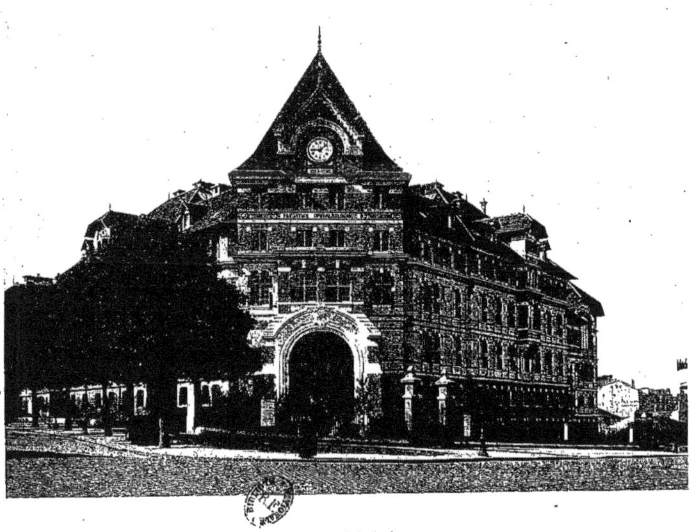

Entrée Principale

LA

# FONDATION OPHTALMOLOGIQUE

## Adolphe de ROTHSCHILD

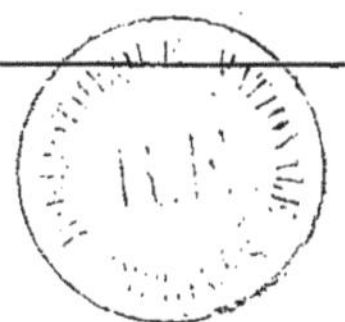

Le 7 février 1900 le Baron Adolphe de Rothschild succombait, laissant un testament aux termes duquel serait construit à Paris un édifice destiné au traitement des maladies des yeux. Cet établissement, largement doté, devait prendre le nom de Fondation Adolphe de Rothschild.

Madame la Baronne de Rothschild accepta la mission que lui confiait son mari, désireuse avant tout de fonder une œuvre modèle.

Le testament me désignait comme devant prendre la Direction de l'Etablissement, je n'hésitai pas à accepter la tâche que le défunt me faisait l'honneur de me confier, laquelle eût incombé à l'illustre Desmarres si celui-ci avait survécu au donataire.

Selon les idées souvent exprimées par le généreux fondateur, son œuvre devait rester absolument privée, pouvant par cela même rendre de plus grands services publics.

De longues formalités retardèrent le commencement des travaux jusqu'en juillet 1902, mais nous étions seuls maîtres d'agir pratiquement et économiquement, de ne pas gaspiller les deniers qui nous étaient alloués, de remplir largement les intentions du testataire qui voulait que les dispositions qu'il avait prises ne profitassent qu'aux seuls malades.

La construction de l'hôpital fut donnée à deux architectes dont je ne saurais trop faire l'éloge puisqu'ils ont admirablement compris le but à remplir, qu'ils ont sacrifié toutes tendances académiques, ont su se renfermer dans le programme tracé qui subordonnait les plans aux nécessités hospitalières telles que pouvait les suggérer une longue pratique médicale. Ils ont accepté toutes les indications, toutes les idées du médecin-directeur, qu'ils ont mises au point avec une précision et une netteté remarquables.

J'estime que MM. Chatenay et Rouyre retireront de leur œuvre autant de gloire qu'ils en avaient, par avance, théoriquement abandonné en ne cédant pas aux habituelles tentations.

Est-ce à dire que le monument soit dénué de tout intérêt architectural. On jugera par la photographie y annexée (fig. 1) qu'il est loin d'en être ainsi. J'ai entendu qu'on lui reprochait de ne pas ressembler à un hôpital : mais M. le Baron de Rothschild tenait essentiellement à ce qu'il n'eût pas l'aspect rébarbatif, à ce qu'il se rapprochât plus de la maison de campagne anglo-normande que de la prison ou de la gare de chemin de fer. Ses intentions ont donc été exactement remplies. Nous voulions tous de larges pièces claires et aérées, de vastes dégagements, une utilisation pratique des intérieurs, tous les perfectionnements du confort et de l'hygiène modernes, nous avons été servis à souhait.

Pour ma part je n'ai jamais compris que les ophtalmiques dussent être maintenus dans l'obscurité, j'ai supprimé des services la classique chambre noire si effrayante, si déprimante. Si l'œil a besoin d'obscurité qu'on le protège *seul* contre les rayons lumineux, mais que le patient vive dans l'air, dans la lumière. Le côté lumineux de l'hôpital ne sera pas sans surprendre quelques esprits imbus de classicisme. Les malades, les opérés vivront dans des pièces claires le jour, ils seront le soir éclairés par la lumière électrique et ne s'en porteront que mieux.

## Situation de la Fondation.

Le Fondateur désirait que la maison fût située autant que possible dans un quartier aéré, très campagne, il fallait d'autre part qu'elle ne fût pas trop éloignée des centres populeux qu'elle devait assister. Un terrain fut donc acheté dont la façade se déploie sur le parc même des Buttes-Chaumont. Il fait l'angle de la rue Manin et de la rue Priestley, de nombreux tramways, entre autres St-Augustin — Cours de Vincennes,

Pantin — Opéra, les nombreuses lignes qui passent par la Villette, y accèdent, le Métropolitain par sa station de la rue d'Allemagne le met en communication avec le cœur de Paris. Il est à une altitude de 80 mètres au-dessus du niveau de la mer. Sa surface est de 6.640 mètres. La surface de la construction étant de 2,082 mètres, il reste donc derrière le bâtiment un jardin de 4.558 mètres dans lequel les malades auront toute facilité pour se promener, s'abriter, se reposer.

Les bâtiments sont orientés au nord-est sur le parc des Buttes-Chaumont, les parties sur le jardin regardant le sud-ouest. La salle d'opérations est tournée directement au nord.

## Sa construction.

Le *terrain* sur lequel ont été édifiées les constructions a nécessité de nombreux déblais ; la nature du sol a obligé à la création de cent-quinze puits reliés les uns aux autres au moyen de rigoles en béton et de chainage en fer. Au-dessus de ces puits et rigoles la construction s'élève pour les caves et le rez-de-chaussée en meulière apparente, pour le 1er et le 2e étage en pierre, moellon et brique, pour le 3e étage en pierre et brique ; la couverture a été faite en tuiles de Bourgogne ; des faïences ont été placées pour égayer l'aspect extérieur du monument.

Tous les *planchers* sont en fer hourdés au moyen du système Mantel.

L'*écoulement des eaux* est assuré par le « tout à l'égout ». Il n'existe pas d'égouts dans le monument ; toutes les eaux se déversent par des branchements spéciaux dans une canalisation centrale qui se déverse elle-même dans les égouts de la ville. Toutes les *canalisations*, tous les appareils sont syphonés de façon à éviter les émanations.

La *ventilation* est assurée pour chaque pièce au moyen de gaînes ménagées dans l'épaisseur des murs entraînant l'air vicié à la partie haute des pièces ; dans chaque pièce l'air est renouvelé deux fois par heure. Toutes les gaînes débouchant sous le comble viennent aboutir à des chambres d'appel surmontées d'un lanterneau expulsant à l'extérieur l'air vicié. L'évacuation de l'air usé étant assurée, l'introduction de l'air pur se fait par des grilles de prises d'air placées sur les murs extérieurs. Cet air pénètre dans les pièces par une ouverture, au droit des radiateurs, munie d'un registre permettant le réglage et le débit ; l'air pur s'échauffe en hiver au contact des radiateurs et entre, en été, au degré de la température du dehors.

Le système de *chauffage* employé est celui de la vapeur à très basse pression, système Pommier et Delaporte. La vapeur est fournie par deux chaudières placées dans des fosses facilement accessibles. Suivant la température extérieure, le service est assuré par un ou deux chargements journaliers. Toutes les pièces sont chauffées au moyen de radiateurs en fonte lisse permettant un nettoyage facile, munis d'un volant réglant l'admission ou la suppression de la vapeur ; l'indépendance de chaque radiateur et de chaque pièce est absolue. Avec — 6 degrés la température des salles de malades doit atteindre + 18 degrés, celle de la salle d'opération + 25 degrés.

L'établissement est entièrement *éclairé* à l'électricité, laquelle est fournie par une usine construite en ciment armé, placée sous le jardin ; elle peut alimenter 750 lampes. Une canalisation spéciale a été établie pour donner le courant aux services d'électrothérapie et de chirurgie électrique.

L'usine génératrice est composée de deux groupes électrogènes comprenant chacun un moteur à gaz de ville, construction Crossley, de 25 chevaux, et une dynamo Labour capable de débiter 145 ampères sous 115 volts et de donner une force électro-motrice de 160 volts pour la charge des accumulateurs.

La batterie d'accumulateurs est de 66 éléments et d'une capacité de 600 ampère-heures, du type de la Société pour le Travail électrique des métaux. Elle assure les services spéciaux et de nuit ; elle vient en aide aux machines à certains moments plus particulièrement chargés.

Le moteur à gaz de ville a été choisi de préférence, en raison de l'ensemble des qualités qu'il présente actuellement sur les systèmes qui peuvent lui être opposés : la sécurité de fonctionnement, la simplicité de mise en route et d'entretien, l'économie, le peu d'encombrement, la propreté. Les moteurs sont munis d'un appareil de mise en marche automatique, ils sont à 3 paliers et avec fort volant équilibré.

La commande des machines dynamos génératrices se fait

directement par courroie. Ces machines sont à excitation dérivée, avec rhéostat de champ et montées sur rails permettant la tension facile de la courroie.

L'ensemble des manœuvres électriques se fait au moyen d'un tableau général de permutation et de distribution.

Ce tableau, en marbre blanc, comporte trois panneaux :

1° Celui des génératrices ;

2° Celui de la batterie d'accumulateurs ;

3° Celui des circuits d'utilisation.

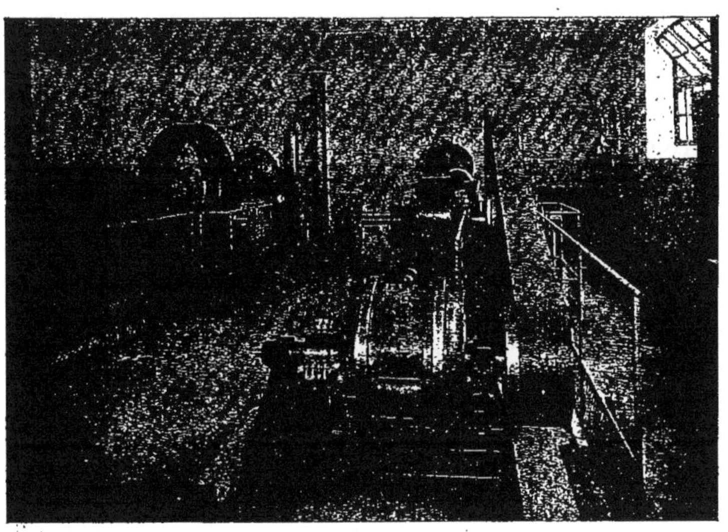

Fig. 2. — Salle des machines.

Sur ce tableau sont groupés : les appareils de manœuvre, de sécurité et de mesure nécessaires.

L'ensemble de ces appareils permet l'usage de l'une ou de l'autre des deux dynamos, soit séparément, soit en quantité, ainsi que la charge ou la décharge de la batterie. Derrière le tableau est réservé un espace libre pour la visite et l'entretien des connexions et permettant facilement d'exécuter des adjonctions d'appareils s'il y a lieu.

De ce tableau partent les circuits principaux : pour l'éclairage et le transport de force, pour les services d'électricité médicale.

Ces circuits pénètrent dans les bâtiments après avoir traversé souterrainement la cour de service ; ils se divisent ensuite en plusieurs colonnes montantes alimentant divers circuits secondaires suivant les besoins.

Les canalisations sont formées de câbles à isolement très fort et munies des appareils de sécurité, fusibles, etc. les plus perfectionnés.

L'éclairage comprend 750 lampes réparties dans les divers locaux ; de plus, divers appareils sont actionnés électriquement : ventilateurs, allumeurs de poêles, fourneaux et réchauds spéciaux à gaz ; appareils de projection, etc.

Les services médicaux sont alimentés par du courant continu et par du courant alternatif. Le courant continu à 110 volts est pris sur le réseau général ou sur une canalisation spéciale allant directement du tableau au bâtiment de la salle d'opérations.

Le courant alternatif est produit au moyen d'un alternateur placé dans la salle des machines et actionné par le courant continu pris sur un circuit particulier du tableau.

Dans les salles d'opérations, de visite, de pansements, laboratoires, chambres noires, etc., sont établis divers appareils pour :

Traitement faradique, statique, voltaïque et par les courants de haute fréquence ;

Electro-diagnostic, radioscopie, radiographie ;

Galvano-cautères, massages vibratoires, excitateurs, photophores, lampes exploratrices ;

Tableaux lumineux et échelles de mesure d'acuité visuelle, etc., etc.

Des prises de courant spéciales sont préparées non seulement pour le traitement, mais encore pour les recherches et les laboratoires.

L'ensemble des services électriques, usine génératrice, moteurs, dynamos, accumulateurs, tableau et installation intérieure (sauf les appareils d'électricité médicale fournis par la maison Gaiffe) a été exécuté par la maison Cance et fils et Cie.

Les *ascenseurs* et monte-charge sont actionnés au moyen de l'eau et de l'air comprimé ; l'avantage de ce système consiste dans la régularité de marche et l'économie de consommation d'eau, l'eau étant récupérée dans des cuves placées au sommet des trémies de ces appareils. Les ascenseurs principaux peuvent recevoir un lit et un infirmier. Ces appareils ont été construits par MM. Domain et Cie.

Toutes les pièces de la fondation sont *carrelées* en carreau de grès cérame de Feignies et le pourtour des pièces est revêtu de gorges de même matière afin d'éviter les angles.

Au-dessus des gorges, les *murs* sans angle ni saillies sont revêtus soit en faïence, soit en stuc poli, soit en peinture vernissée ; toutes les parties de l'hôpital sont lavables à grande eau.

Le système employé pour le service des *cuisines* est celui du chauffage par le gaz qui évite les poussières, la manutention du charbon et permet une propreté parfaite des locaux.

Le service du *blanchissage* entièrement mécanique comprend une salle dallée en ciment contenant la machine à laver, le cuvier à lessive, l'essoreuse et dans une pièce adjacente le séchoir à air chaud, dans une autre la repasserie avec une machine à repasser à main et un fourneau à fers.

Ce service est en contact avec celui de la *désinfection* qui se compose de deux pièces, la première recevant le linge et les objets contaminés lesquels après avoir été désinfectés dans une étuve horizontale chauffée par circulation de vapeur sans pression, système Vuillard à 112°, sont recueillies dans la dernière pièce attenante à la buanderie.

Un four à brûler les pansements ayant servi et tous les objets contaminés est situé dans le sous-sol.

## Disposition générale de l'édifice.

L'édifice se compose d'un sous-sol, d'un rez-de-chaussée, d'un 1er étage, d'un 2e et d'un 3e étage.

Je n'insisterai que peu sur les parties de la fondation qui n'ont pas de rapport direct avec le service médical que je décrirai spécialement.

Le sous-sol contient des caves à vin, à charbon, des réserves de marchandises, la boucherie, la glacière, le garde-manger, la salle d'autopsie, etc.

Le rez-de-chaussée abrite la lingerie, la buanderie, la désinfection, les loges des concierges, les magasins de l'économat, la salle de préparation des pansements, les cuisines, leurs annexes, l'office du personnel, un cabinet pour un opticien avec l'outillage nécessaire pour monter les verres de lunettes réparer les montures, etc.

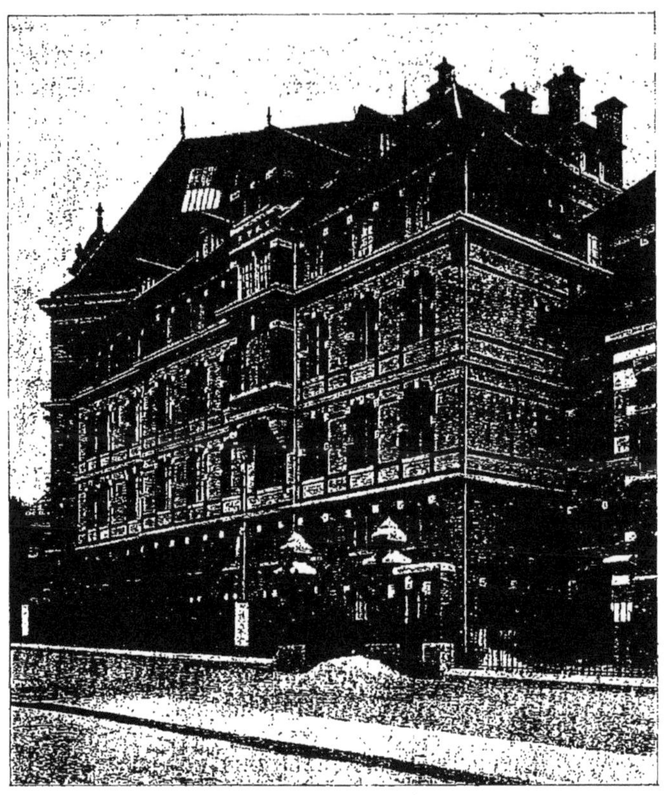

Fig. 3. — Tranche centrale des bâtiments, aile droite. L'aile gauche comprend un corps de bâtiment identique. (Pavillon aseptique.)

Une partie de ce rez-de-chaussée a été réservée pour le service d'électrothérapie et de radiothérapie, les laboratoires de bactériologie, de micrographie, de photographie, et les autopsies, huit pièces sont donc spécialisées pour les recherches scientifiques.

Le *laboratoire bactériologique*, installé surtout comme

laboratoire de diagnostic, peut servir en cas de besoin de laboratoire de recherches. Une première pièce sert aux stérilisations et à la préparation des milieux. En dehors des autoclaves et fours elle contient la verroterie, les matières premières, une laverie. Les étuves sont disposées dans une pièce à part donnant sur le passage qui mène de la pièce décrite au laboratoire bactériologique et histologique. Ici deux tables de travail mobiles sont placées chacune devant une fenêtre double à glace unique. Une table de milieu à gaz et eau sert aux manipulations qui se font debout. Des armoires contiennent les instruments scientifiques. Une troisième pièce est destinée aux animaux en cours d'expériences. La glacière est placée dans cette pièce. Une chambre noire permet de faire la microphotographie. A côté des laboratoires se trouve le service très complet d'électrothérapie sur lequel j'insisterai plus tard.

Le 1er étage renferme le service de la consultation externe, le cabinet du médecin en chef, le cabinet des médecins adjoints, la pharmacie située exactement au-dessus de la salle de préparation des pansements, avec laquelle elle communique par un monte-charge, le service d'ophtalmométrie, la bibliothèque.

Le 2e étage abrite les salles et chambres d'hospitalisés et la salle d'opération.

Le 3e étage contient le réfectoire des malades du service aseptique relié à l'étage inférieur par un ascenseur, les appartements du Directeur, du personnel médical résidant, les chambres des surveillantes, des employés, des infirmiers et infirmières : ces chambres extrêmement confortables assureront un gîte agréable au personnel dont le bien-être nous a particulièrement préoccupé.

Chaque étage se trouve ainsi avoir une destination précise et contenir un service spécial et ses annexes, il a sa propre individualité, son autonomie.

## Conception générale de l'Établissement.

Dans l'esprit du donataire la Fondation doit être consacrée au traitement des maladies des yeux. Ce traitement ne pouvait être actif et complet qu'à condition d'ouvrir une large consultation externe aux malades dont l'état ne nécessite pas l'hospitalisation et d'admettre à l'intérieur de l'établissement les sujets opérables gravement atteints, ou assez peu fortunés

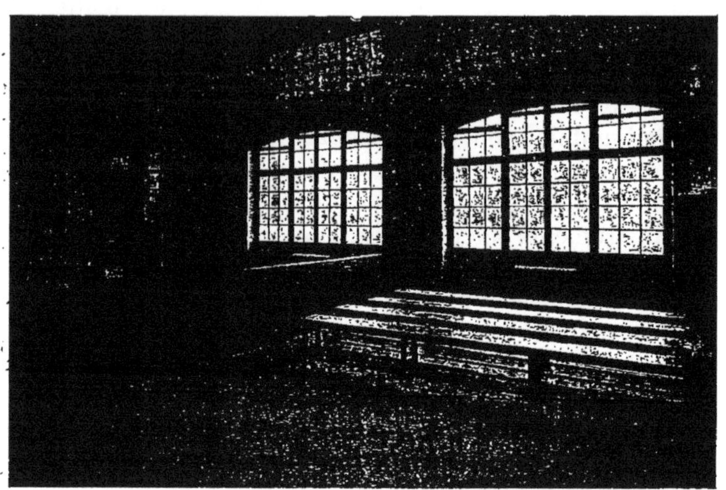

Fig. 4. — Salle d'attente.

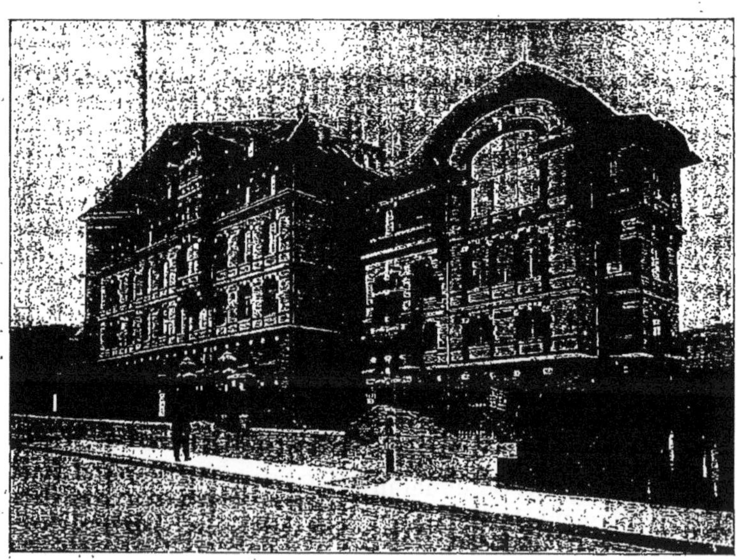

Fig. 5. — Pavillon aseptique et salle d'opérations.

pour ne pouvoir recevoir chez eux les soins nécessaires.

Deux grandes divisions du bâtiment s'imposaient donc : 1° le dispensaire ; 2° l'hôpital.

Si les malades aseptiques ou septiques ne pouvaient être suffisamment triés avant leur venue à la consultation il fallait se hâter de les séparer et par suite créer pour chaque division une subdivision, d'où l'installation de deux pavillons spéciaux : le principal consacré aux malades aseptiques, l'autre aux malades septiques. Ce dernier comprenant, en outre des salles

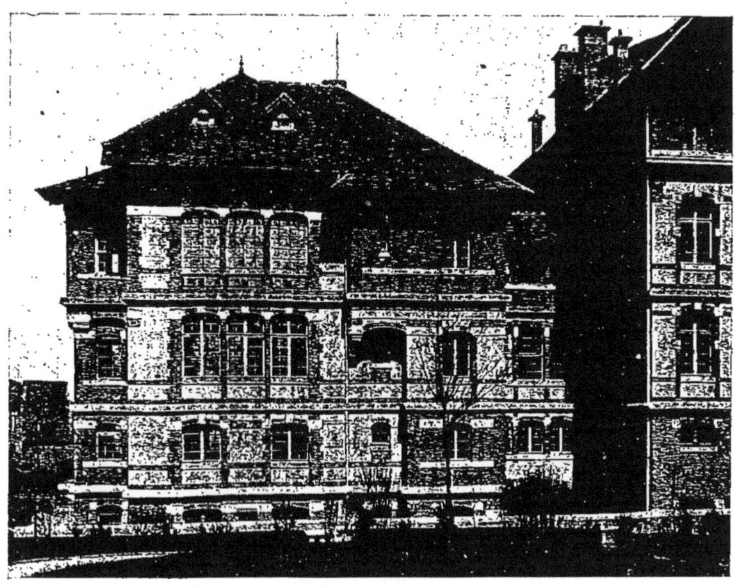

Fig. 6. — Pavillon septique.

d'hospitalisation, un local spécial destiné aux consultations, soins et pansements, pour les sujets reconnus infectés.

La salle d'opérations aseptiques et ses annexes est séparée des autres services tout en communiquant de plein-pied avec les salles d'hospitalisés aseptiques.

Si l'on divise l'établissement en trois tranches verticales on remarque que la partie centrale la plus importante (fig. 3) comprend au 1er étage le dispensaire, au 2e les salles aseptiques ; la partie droite (en regardant la façade), au premier la bibliothèque, au deuxième la salle d'opération (fig. 7); la partie gauche (fig. 6), le pavillon des septiques avec au premier une salle de pansements et des salles de malades, au deuxième une salle divisée en boxes pour les nouveau-nés et leurs mères.

Chacune de ces tranches jouit d'une autonomie complète; la salle d'opérations communique bien avec le service aseptique de plein-pied par une galerie indispensable pour faciliter

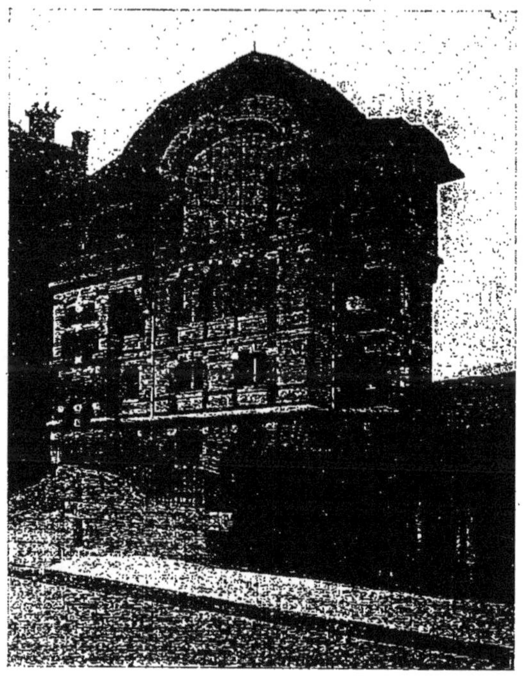

Fig. 7. — Salle d'opérations (3e étage).

le transport des opérés, mais elle en est séparée par cette galerie qui peut se fermer et empêcher toute allée et venue de ce côté. Ce pavillon septique est absolument indépendant du reste de l'hôpital, il a son concierge spécial, sa salle de consultations, son réfectoire, son personnel surveillant et servant y réside sans contact avec le personnel aseptique. Un malade venant de la consultation externe et reconnu infecté devra repasser par le jardin (fig. 16) pour se rendre au Pavillon septique auquel il sera lié dorénavant. Les malades septiques ont la jouissance d'une portion de jardin bien enclose.

Certes, le rôle d'opérateur est le plus brillant, le plus agréable pour l'ophtalmologiste et la tentation était grande de bâtir la fondation dans le seul but de recevoir les malades à opérer. Mais remplissait-on ainsi les intentions du Fondateur qui voulait un établissement destiné au traitement des maladies des yeux,de toutes les maladies des yeux,et utilisait-on pour le plus grand bien de l'humanité souffrante les belles ressources si généreusement fournies. Je ne l'ai pas pensé ; j'ai songé aux malades qui encombrent les cliniques, courent les hôpitaux sans recevoir asile nulle part, parce qu'ils sont des chroniques encombrants comme les granuleux, ou parce qu'ils sont des infectés dont il y a à tirer peu de résultats flatteurs ou dont on redoute la présence auprès des opérés, comme les sujets atteints de vieilles affections lacrymales, d'ulcères à hypopion, etc. ; j'ai songé à ces nouveau-nés atteints d'ophtalmie purulente que leur jeune mère à peine relevée de couches et le plus souvent si misérable ne peut soigner efficacement ; je n'ai pas craint de donner au Pavillon septique un grand développement relatif, plus du tiers de l'hôpital.

Il m'a paru aussi que beaucoup d'enfants atteints spécialement de kératites, d'affections scrofuleuses ne pouvaient trouver à la consultation externe de secours efficace, que les enfants à opérer gagnaient à être séparés des adultes,aussi ai-je créé dans le service aseptique un service réservé aux enfants et adolescents jusqu'à 16 ans.

La Fondation Rothschild dispose au total de 62 lits ainsi répartis :

Service aseptique : 36 lits.

| | | |
|---|---|---|
| Hommes : 8 lits en dortoir, | 4 en chambres. | |
| Femmes : 8 lits | — | 4 — |
| Enfants : garçons | | 6 lits en dortoir. |
| Enfants : filles | | 6 — |

Service septique : 26 lits.

| | | |
|---|---|---|
| Hommes : 8 lits en dortoir, | 2 chambres d'isolés. | |
| Femmes : 8 lits | — | 2 — |
| Boxes : 10 | | |

Je vais maintenant donner une idée générale des quatre parties principales de l'Etablissement.

1° Le dispensaire ;

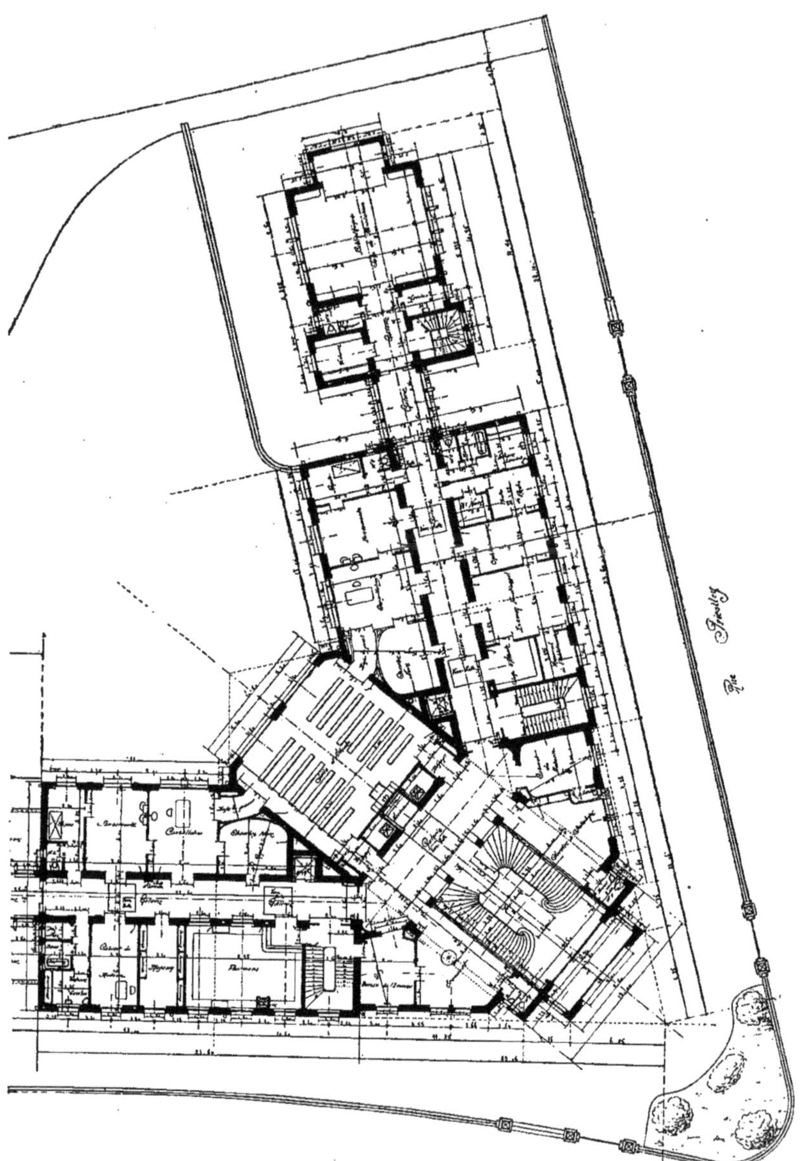

FIG. 8. — Plan du premier étage (moins le pavillon septique).

2° Le service aseptique ;
3° La salle d'opérations ;
4° Le Pavillon septique.

L'hôpital a été conçu de telle manière qu'il garde des pièces en réserve et est prêt à recevoir un plus grand nombre de malades si besoin est sans nouvelles constructions.

## DISPENSAIRE.

Les malades sont reçus au rez-de-chaussée, à leur entrée à la grande porte par un concierge qui leur indique les quelques marches à monter pour se rendre au 1er étage, on place les invalides dans un ascenseur. En face la loge du concierge se trouve une salle d'attente où pourront séjourner jusqu'au retour du patient, les trop nombreux parents ou amis qui accompagnent parfois les consultants. Celui-ci ne devra avoir de guide que si l'état de sa vue, son invalidité ou son âge le nécessitent.

Arrivé au 1er étage le malade rencontre immédiatement un bureau d'inscription, d'où il sort muni d'un numéro d'ordre qu'il conservera et d'un carton qui restera la propriété de la Maison, sur lequel on inscrira plus tard le diagnostic et l'observation de la maladie.

Directement devant lui s'ouvre une *salle d'attente* (fig. 5), garnie de bancs, gaie et spacieuse (12 mètres sur 10), ornée de frises de Galland, d'où il sera appelé pour pénétrer dans le cabinet du médecin où il subira un premier examen ; si le malade n'a pas besoin de subir un examen ophtalmoscopique ou ophtalmométrologique, ou une petite opération ou un pansement aseptique quelconque, il ressort immédiatement sur le corridor central qui le ramène au vestibule de sortie. S'il doit être examiné à l'ophtalmoscope, il se rend dans la chambre noire à gauche du médecin qui a le dos tourné à la fenêtre, et il ne repassera plus par le cabinet de consultation, la chambre noire se dégageant sur le corridor central ; s'il a à subir un pansement, une opération de petite chirurgie, un cathétérisme, il se rend dans la salle de pansements à droite du médecin, d'où il pourra ressortir directement sur le couloir ou entrer dans une petite salle de repos située à droite de la salle des pansements. Grâce à cette salle de repos la salle de pansements ne sera jamais encombrée, les malades n'assisteront pas aux manœuvres faites sur les autres et ces deux conditions seront obtenues sans qu'on soit obligé de rejeter trop vite à la rue un sujet ému ou éprouvé par la douleur.

La *salle de consultation* a 5 mètres sur 6, son mobilier est sommaire puisqu'on n'y donnera que des conseils. Il se compose d'un lavabo, des sièges d'usage et d'une table en lave, dont une petite portion forme bureau avec pupitre garni de moleskine ; elle est munie d'un distributeur d'ordonnances.

La *chambre noire* a 4 mètres sur 5. Des tablettes supportent des lampes à gaz pour l'examen ophtalmoscopique. Près de l'entrée est une table sur laquelle se trouve la boîte de verres, au fond sont les échelles métriques éclairées par transparence ou par réflexion, à volonté. Je n'ai cru devoir donner à cette chambre ni des dimensions plus grandes ni un outillage plus compliqué, puisque j'ai fait installer attenant à la consultation externe un service très complet d'examen fonctionnel et d'ophtalmométrie. La chambre noire d'urgence suffira aux examens simples et faciles, tout malade dont le cas sera compliqué et nécessitera une étude approfondie sera dirigé vers le service spécial.

Dans la *salle* (6 *mètres sur* 4 *m.* 50) *de pansements et de petite chirurgie* on ne pratiquera jamais d'opération importante, néanmoins cette salle est installée pour répondre à tous les besoins. Elle est absolument réservée aux pansements aseptiques. Tous les sujets septiques ne pourront être soignés ou pansés que dans le Pavillon des septiques. Le médecin aura à les diriger immédiatement vers ce Pavillon et ils ne reparaîtront plus jamais au Dispensaire; nous les retrouverons tout à l'heure à l'endroit voulu.

Cette salle est outillée pour permettre au médecin consultant de pratiquer toutes les opérations de petite chirurgie oculaire. Elle est alimentée d'eau stérilisée, de courant électrique pour le galvano-cautère, munie d'une vitrine à instruments, de tablettes à bocaux et capsules, d'un bocal à irrigations, de tablettes en verre pour divers usages, de sièges en fer et d'un fauteuil à opération du même modèle que celui qui se trouve dans la grande salle d'opération.

Comme on le verra sur le plan annexé à cette étude le service de consultation externe est double,c'est-à-dire qu'il existe tracé sur le même modèle de chaque côté de la grande salle d'attente. Cette dualité m'a paru indispensable, le but de la Fondation étant de donner des consultations presque à toute heure, le matin, l'après-midi et le soir. Il n'est possible de nettoyer et de préparer les locaux entre les diverses consultations que si ceux-ci ont quelques heures de vacuité ! Cette disposition permet encore de faire fonctionner deux consultations simultanément et d'éviter ainsi aux malades une longue attente.

La charité bien comprise doit considérer que si le malade est obligé de quitter son travail à des heures incommodes ou de perdre une journée ou une demi-journée de salaire, elle n'a pas rempli son but qui est de soulager *ceux qui le méritent*, sans que ceux-ci aient à subir le moindre préjudice pécuniaire.

Sur la gauche du vestibule se trouve la *pharmacie* à portée des consultants qui pourront, sur avis spécial du médecin, y recevoir des médicaments, pansements ou lunettes.

Sur la droite du vestibule un couloir mène les patients au *service spécial d'ophtalmométrologie et d'examen fonctionnel,* précédé d'une petite salle d'attente d'où les malades pénètrent directement dans la pièce où se trouve l'ophtalmomètre. Ils sont ensuite dirigés sur une grande pièce destinée à la mesure subjective de la réfraction. La périmétrie, la détermination du champ visuel selon le procédé de Bjerum et à l'aide de l'orthopérimètre se fait dans la pièce suivante qui sert également à l'examen du sens lumineux et du sens coloré ainsi qu'à la détermination et à la mesure des anomalies musculaires. En outre d'une boîte de verres d'essai, de l'optomètre de Javal on trouve dans ce service divers photomètres (Rumford, Blondel et Broca), un photoptomètre de Foerster, un optomètre de Badal, une lentille de Stokes, un prisme double, un chromatophotoptomètre de Chibret, les laines colorées de Holmgren, l'appareil de Nagel pour la détermination du sens coloré, un spectroscope double, des stéréoscopes, un ophtalmocinégraphe, etc.

Les examens ophtalmoscopiques se font dans une salle contiguë.

L'installation d'ophtalmométrologie est complétée par les

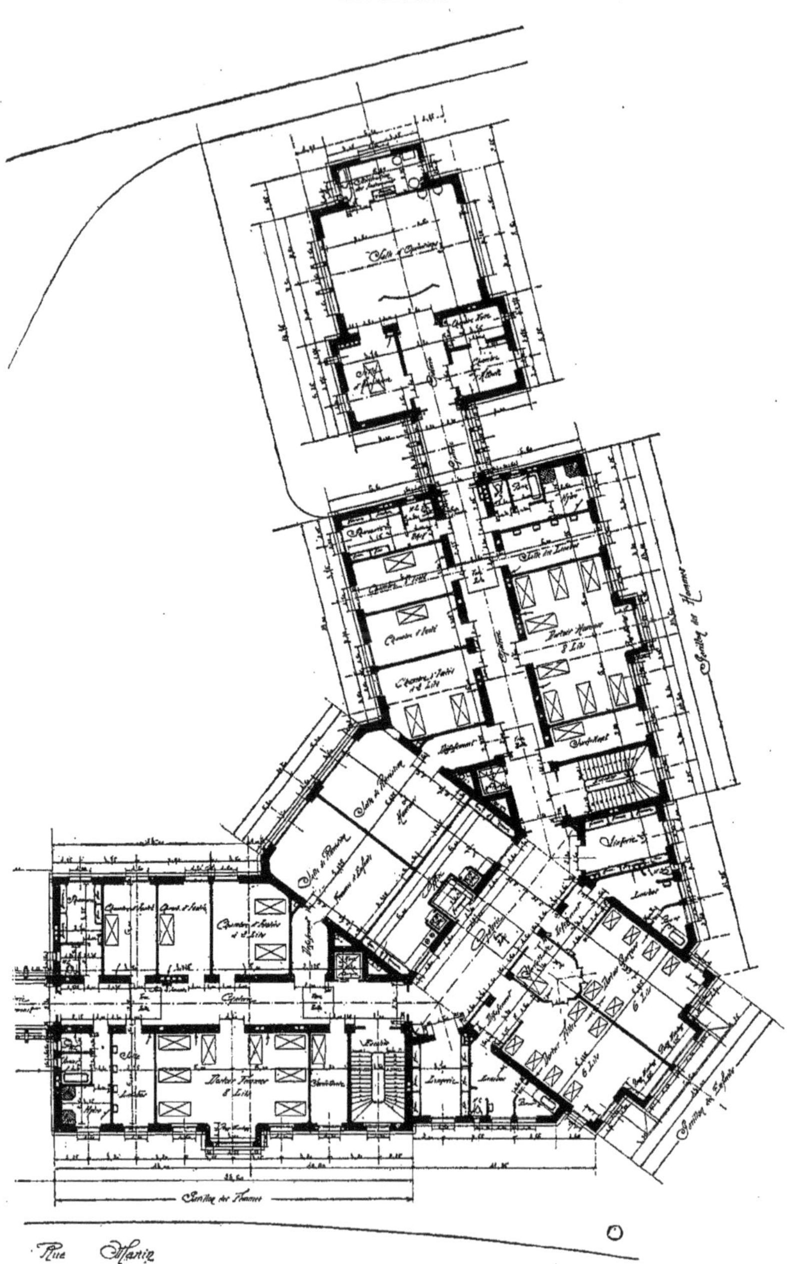

FIG. 9. — Plan du deuxième étage (moins le pavillon septique).

appareils nécessaires à l'électro-diagnostic disposés dans une pièce séparée et par un laboratoire photographique. Le sidéroscope et le sidérophone sont disposés dans la pièce d'électro-diagnostic.

Le *service d'électricité médico-chirurgicale* est situé au rez-de-chaussée, mais il communique avec le Dispensaire par un escalier qu'on rencontre quelques mètres après le service d'ophtalmométrie. Il comprend tous les appareils nécessaires à la production des courants et effluves de haute fréquence, tous les appareils de radiographie et de radiothérapie, d'électrolyse, d'électricité statique, etc.

Le courant alternatif servant à la production des courants de haute fréquence et des rayons cathodiques est produit par une transformatrice disposée dans la salle des machines voisine du service d'électricité.

Le service d'ophtalmométrie a été exclusivement organisé par le Dr Sulzer, à la compétence si connue duquel j'avais tout intérêt à me fier. Il a bien voulu également surveiller l'installation du service électrique et bactériologique. Au 1er étage, communiquant avec le Dispensaire et terminant le bâtiment sur la droite se trouve une vaste Bibliothèque de 4 m. 50 sur 8, précédée d'un vestiaire. Cette bibliothèque reçoit le jour de trois côtés et est garnie au milieu de tables de travail analogues à celles de la Bibliothèque Nationale. Elle contient les principaux ouvrages et journaux d'ophtalmologie et une collection de pièces en cire reproduisant d'après nature des affections oculaires graves. Ces pièces sont dues au talent de M. Jumelin.

## Service aseptique.

En se plaçant au 2e étage dans la galerie centrale où aboutit l'ascenseur le visiteur a en face de lui le service des enfants, à sa droite le *service des femmes*, à sa gauche celui *des hommes*. Ces deux services sont exactement semblables et ne prêtent qu'à une seule description.

Le *service des enfants* est divisé en deux dortoirs de 6 lits chacun, celui des filles attenant au service des femmes, celui des garçons à celui des hommes. Entre les deux dortoirs se trouve une chambre de surveillante qui a vue en même temps sur les filles et les garçons.

Aux deux dortoirs sont annexés des lavabos et bains avec les plus récents perfectionnements.

Si on suit la galerie qui mène au service des hommes en ne regardant qu'à droite on rencontre d'abord une lingerie, puis l'escalier, une chambre d'infirmier, *le dortoir* contenant 8 lits. Les fenêtres larges et hautes sont garnies en bas de verres cathédrale qui empêchent la vue du dehors et n'ont aucun rideau à l'intérieur. Elles sont à l'extérieur garnies de stores qui se manœuvrent de l'intérieur. Le mobilier du dortoir se compose pour chaque malade d'un lit en fer d'un modèle spécial

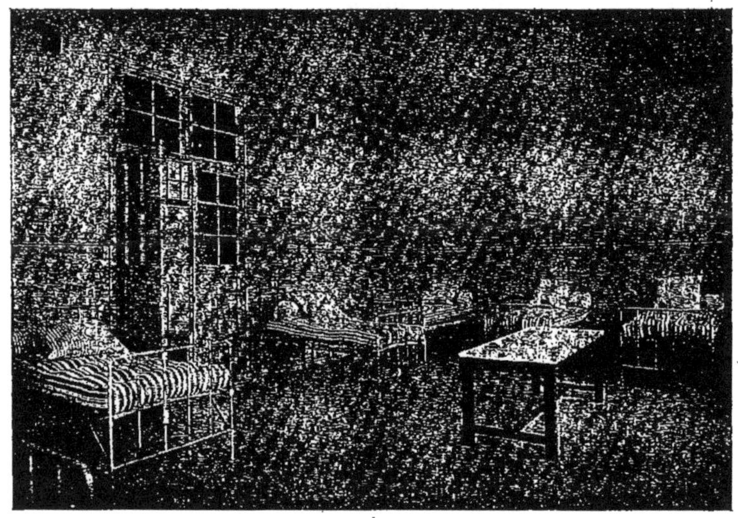

Fig. 10. — Dortoir.

que j'ai fait construire (la tête du lit se rabat pour faciliter les pansements) avec sommier métallique, d'une table de nuit en fer système Fauchon et d'une chaise en fer ; dans le bow window se trouve une table garnie de lave. Il n'y a donc aucun encombrement dans les dortoirs, les malades n'y séjournent qu'alités ; ils n'y font pas leur toilette ; ils n'y prennent pas leurs repas à moins d'être retenus au lit. Les valides ont à leur disposition derrière le service des Enfants de grandes *salles de repos* ou de récréation avec écritoires, jeux, etc., ce qui permet d'éviter aux alités qui ont besoin de calme le bruit des conversations et d'assurer une propreté parfaite des dortoirs. Les soins corporels sont pris dans une *salle de lavage* adjacente aux dortoirs où chaque malade a un lavabo individuel, suivie elle-même d'une *salle de bains et d'hydrothérapie* qu'on rencontre à droite en continuant l'inspection. Si le visiteur revient sur ses pas il trouve à sa droite des water-closets, la pharmacie, puis successivement 3 *chambres particulières*, 2 à un lit, une à 2 lits. Chacune de ces chambres est meublée comme le dortoir, elle a en plus un lavabo. Au moment de terminer la visite on trouve à droite l'entrée des salles de récréation et des offices.

Le *réfectoire* des malades est à l'étage supérieur ; ce petit inconvénient est racheté par la présence d'un ascenseur et par l'immense avantage tiré de l'absence de bruit, d'odeurs, de contamination à proximité des opérés.

La *surveillance* nocturne des services est parfaitement assurée puisqu'un surveillant couche au centre des services, un infirmier dans le service hommes, une infirmière dans le service femmes.

Les malades ne sont reçus dans le service aseptique qu'après avoir déposé leurs vêtements dans un vestiaire spécial sis au rez-de-chaussée et les avoir échangés contre des vêtements hospitaliers passés à l'étuve. Ceci seulement après un lavage, une douche ou un bain complet.

Une salle de bains et de douches se trouvant annexée au vestiaire ; les mêmes formalités sont exigées pour les septiques qui trouvent les éléments nécessaires pour les remplir dans leur pavillon spécial.

Les vêtements de ville sont rendus à la sortie après avoir été désinfectés.

Les vêtements hospitaliers, la literie, le linge, les couvertures sont désinfectés après avoir servi, ne fut-ce qu'une fois.

### Salle d'opérations.

Celle-ci est de grande dimension, 9 mètres sur 8 et parfaitement éclairée par un jour du Nord ; un éclairage électrique intense permet d'opérer la nuit avec autant de facilité qu'en plein jour. Très peu encombrée, elle contient deux lavabos à eau stérilisée chaude et froide manœuvrant par les genoux, deux consoles en verre avec bocaux et capsules, deux prises de courant pour les galvano-cautères, la lumière et l'électro-aimant à main, un grand électro-aimant, deux fauteuils à opération de mon modèle très simple sans appareil pour maintenir la tête, seulement soutenue par une petite capsule. Ces fauteuils sont nickelés ainsi qu'un lit à opération, qu'une tablette à instruments, qu'une table en verre avec porte-capsules, qui complètent l'outillage de cette salle, dans laquelle est encore placé le grand électro-aimant de Volkmann.

La salle est alimentée d'eau stérilisée ainsi que toutes les

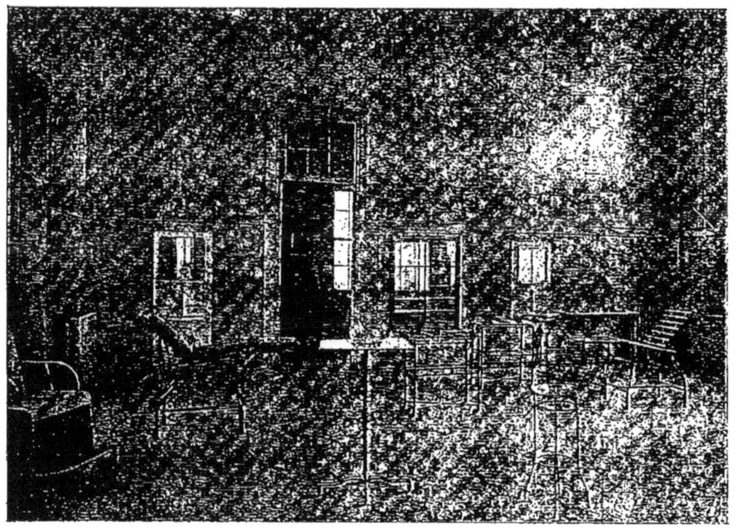

Fig. 11. — Salle d'opérations.

autres salles de pansements et d'opérations de la Fondation. Le sol de la salle est revêtu de grès cérame, les murs de stuc poli, tout est aisément lavable.

Il n'existe pas de jour d'en haut, qui me semble inutile pour les opérations oculaires quand le jour latéral est suffisant et provient d'une bonne orientation,

Au fond de la salle d'opérations est une *salle annexe de stérilisation*. Cette salle forme un cul-de-sac et ne communique qu'avec la salle d'opérations, ce qui lui assure un parfait isolement ; elle ne sera fréquentée que par l'infirmier chargé des opérations. Elle est séparée de la salle d'opérations par une vitrine hermétique en fer nickelé comprise dans l'épaisseur du mur, garnie de glaces sur toutes ses faces et avec porte du côté de la salle d'opérations et du côté de la salle annexe. Ainsi la stérilisation des outils terminée dans la salle annexe, ceux-ci seront replacés dans la vitrine et pourront être repris directement dans la salle d'opérations, leur présence dans l'armoire assurant qu'ils ont passé par les épreuves réglementaires. Cette disposition est imitée de celle qui se trouve dans la salle d'opérations si bien installée par le Dr Picqué à l'Asile Ste-Anne dont nous nous sommes inspirés pour la construction de la nôtre.

La stérilisation des instruments est assurée par une étuve électrique permettant de les porter pendant 20 minutes à la température de 160°. — Les instruments non tranchants peuvent être stérilisés par l'ébullition ou à l'autoclave à 120°. Un autoclave spécial et un four à flamber servent à la stérilisation des objets de pansement. Un appareil à eau stérilisée chaude et froide complète l'installation de la salle annexe.

En arrivant par la galerie qui fait communiquer la salle d'opérations avec le service aseptique on trouve à droite une *salle d'attente* pour les malades à opérer et une petite chambre noire afin que s'il reste un doute à l'opérateur sur l'état de l'œil sur lequel il va intervenir il puisse instantanément éclaircir ce doute par un examen ophtalmoscopique. Les cautérisations et les examens des sinus cranio-faciaux peuvent être faits dans cette chambre noire. La salle d'attente pour les opérés me semble indispensable, il est inhumain et incommode de faire attendre des patients dans la salle d'opérations où ils assistent émus et encombrants à la répétition des manœuvres qu'ils vont subir. La salle d'opérations doit être réservée au malade qu'on opère.

En face de la salle d'attente se trouve, garnie de lavabos, tablettes à bocaux, porte-capsules, appareils de lavages, etc. *la salle de préparation des malades et d'anesthésie.* Le malade est lavé, désinfecté à fond (il l'a déjà été grossièrement dans le service aseptique) ; il pénètre donc dans la salle d'opérations n'ayant plus à subir de la part de l'opérateur qu'un lavage de précaution. Les sujets à anesthésier sont endormis dans cette salle sur un lit à roulettes, leur sommeil est plus rapide et plus calme dans le silence, s'ils s'agitent ils n'éffraient pas leurs voisins. L'anesthésie à part réalise aussi une économie de temps pour l'opération.

Les salles d'opérations, de stérilisation (ainsi d'ailleurs que toutes les salles de pansements, de lavabos, de bains, etc.), ont été installées par la maison Flicotteaux, qui a bien voulu sur mes indications construire quelques modèles spéciaux.

Certains opérés ophtalmiques peuvent sans inconvénient regagner leur lit à pied, d'autres doivent éviter tout mouvement. Pour le transport facile de ceux-ci j'ai fait construire un fauteuil roulant à 4 roues caoutchoutées.

On peut considérer comme une annexe de la salle d'opérations le local réservé à la confection et à la stérilisation des pansements (qui peuvent être tous préparés dans la maison), situé au rez-de-chaussée sous la pharmacie avec laquelle il communique par un monte-charge ; il a été installé et muni des étuves et appareils nécessaires d'après les indications de M. Leclerc dont on connaît la haute compétence.

Celui-ci a également bien voulu nous donner son avis sur l'aménagement très pratique de la pharmacie.

### Service septique.

Il se trouve dans un pavillon spécial (Voir fig. 6), muni de son entrée et de son concierge particuliers, qui ne communique avec le pavillon central que par une galerie hermétiquement fermée à l'aide d'une porte qui ne sera ouverte qu'en cas d'urgence.

Ce pavillon comprend au 1er étage (fig. 13) une salle d'attente et de pansements pour les malades reconnus infectés à la consultation externe et qui restant au dehors ont besoin de soins journaliers, puis des salles de malades ; au 2e étage, le réfectoire des septiques et une salle contenant des boxes pour les nouveau-nés.

Au 1er, lorsque après avoir monté l'escalier ou pris l'ascenseur on s'arrête dans la galerie, on a en face de soi la salle des pansements, aménagée comme les salles analogues des autres parties de la Fondation ; si on tourne à droite, on rencontre successivement en marchant devant soi l'office à droite, la

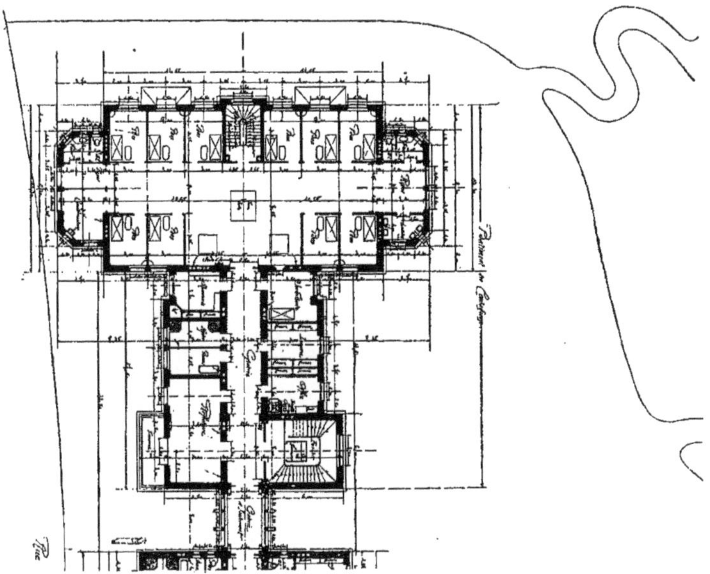

Fig. 12. — Plan du pavillon septique, second étage. (Cette figure s'ajoute à gauche de la figure 9.)

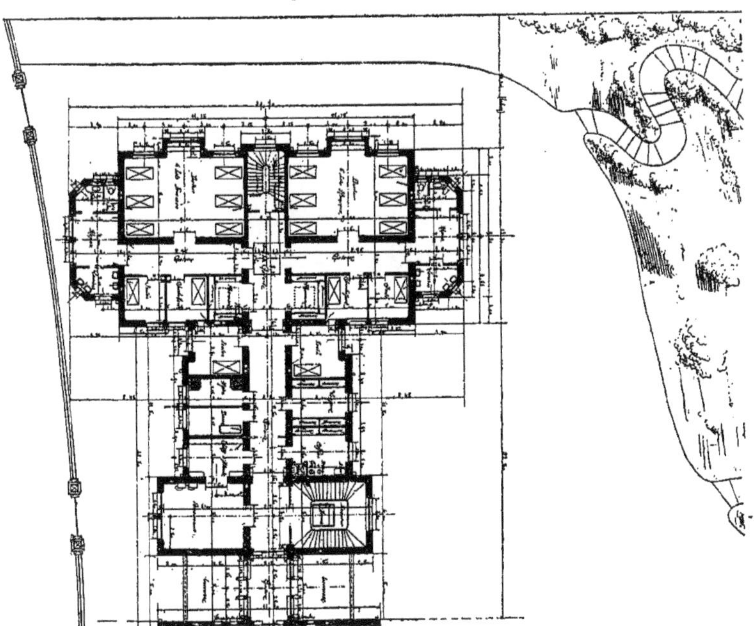

Fig. 13. — Plan du pavillon septique, premier étage. (Cette figure s'ajoute à gauche de la figure 8.)

salle d'attente à gauche, une lingerie, des bains et deux chambres d'isolement pour les maladies contagieuses, puis la pharmacie. On arrive ainsi à une autre galerie qui coupe celle qui vient d'être parcourue. Cette galerie contient à droite un dortoir avec 6 lits d'hommes, en face duquel se trouvent une chambre d'infirmier et une chambre d'isolé ; à gauche, la même disposition pour les femmes. Aux deux extrémités de cette galerie sont des salles de repos, des lavabos, des W.-C.

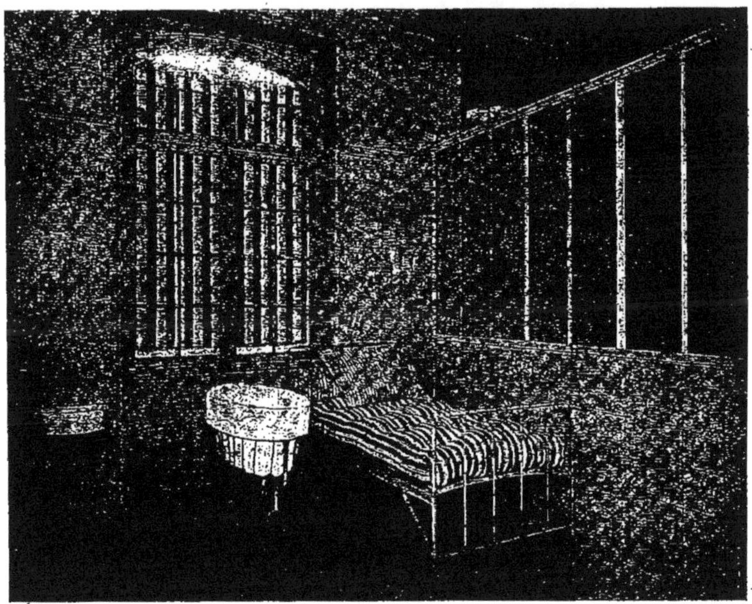

Fig. 14. — Box de nouveau-nés.

Au 2e étage (fig. 12) donnent sur la galerie où aboutit l'escalier le réfectoire, les bains, la pharmacie, l'office, la lingerie et une chambre de surveillante. Cette galerie conduit à une grande salle contenant 10 boxes pour les nouveau-nés atteints d'ophtalmie purulente accompagnés de leurs mères. Ces boxes en verre dépoli contiennent un lit pour la mère, un berceau, un lavabo particulier. La création de ces boxes m'a paru indispensable pour assurer le repos des nouveau-nés, les soins spéciaux des nouvelles accouchées et pour éviter les contagions et recontagions qui se produisent si souvent. A l'extrémité droite de cette salle se trouve une salle de repos, des lavabos avec bains de siège, bidets et appareils à injection pour les femmes, des water-closets, des vidoirs, à l'extrémité gauche une salle de pansements, de cautérisations, de lavages réservée aux nouveau-nés. Inutile de dire que ces boxes peuvent être utilisés pour tout individu porteur d'une affection contagieuse. L'isolement d'un tel sujet pouvant d'ailleurs être

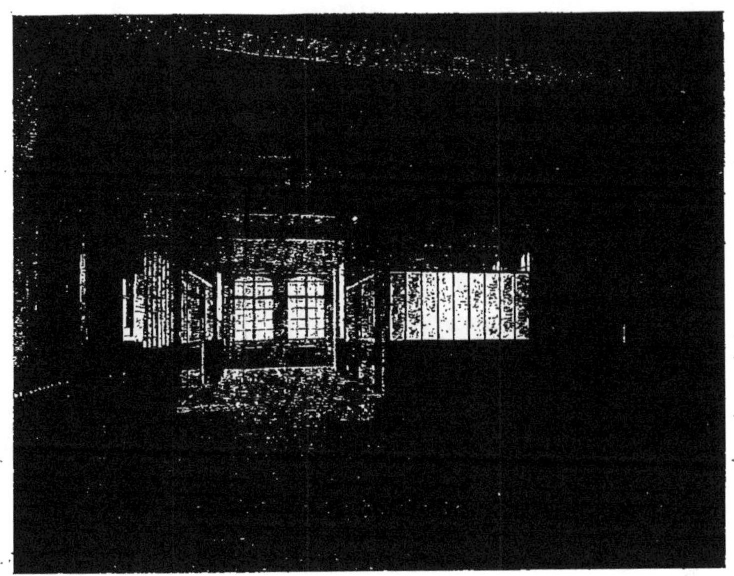

Fig. 15. — Salle des boxes.

réalisé par les quatre chambres particulières dont nous disposons.

## Fonctionnement de la Fondation.

La Fondation est ouverte à tous les individus atteints de maladies des yeux curables, quelle que soit leur religion ou leur nationalité, pourvu qu'ils justifient de leur qualité d'indigents ou de nécessiteux.

Les consultations ont lieu trois fois par jour le matin de 9 à 11 heures, l'après-midi de 1 à 3 heures, le soir pour les ouvriers de 7 à 8 heures. Elles sont quotidiennes, excepté la dernière qui n'a lieu que les mardis, jeudis et samedis.

Toutes les demandes d'hospitalisation doivent être adressées directement au médecin en chef.

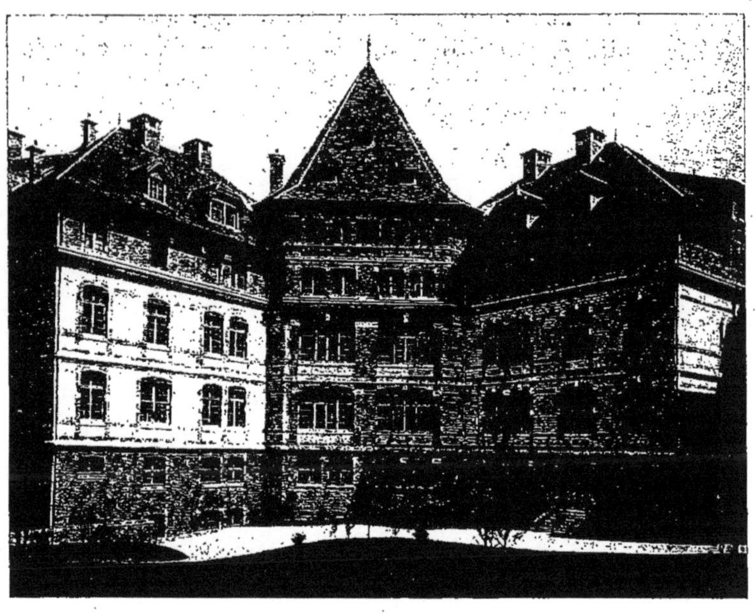

Fig. 16. — Vue des deux tranches centrales, côté cour.

Tous les soins donnés à la consultation externe et à l'intérieur de l'hôpital sont gratuits, il n'est réclamé aucune indemnité aux hospitalisés. Les malades payants ne peuvent être reçus à la Fondation.



Imp. J. Thevenot, Saint-Dizier (Hte-Marne).

www.ingramcontent.com/pod-product-compliance
Ingram Content Group UK Ltd.
Pitfield, Milton Keynes, MK11 3LW, UK
UKHW020419220726
13923UKWH00005B/2051

9 782019 657550